2023 年苏州市科普专项资金资助项目

图说苏州健康科普馆

主编 时秋芳

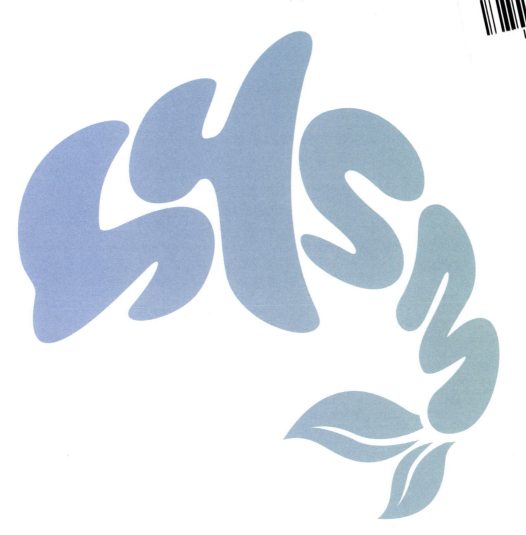

苏州大学出版社
Soochow University Press

图书在版编目(CIP)数据

图说苏州健康科普馆 / 时秋芳主编. -- 苏州：苏州大学出版社，2024.5
ISBN 978-7-5672-4822-9

Ⅰ.①图… Ⅱ.①时… Ⅲ.①健康-普及读物 Ⅳ.①R19-49

中国国家版本馆 CIP 数据核字(2024)第 099141 号

Tu Shuo Suzhou Jiankang Kepuguan
图说苏州健康科普馆

主　　编：	时秋芳
责任编辑：	王晓磊
出版发行：	苏州大学出版社(Soochow University Press)
社　　址：	苏州市十梓街1号　邮　编：215006
印　　刷：	苏州市深广印刷有限公司
网　　址：	www.sudapress.com
邮购热线：	0512-67480030
销售热线：	0512-67481020
开　　本：	787 mm×1 092 mm　1/12
印　　张：	4.5
字　　数：	23千
版　　次：	2024年5月第1版
印　　次：	2024年5月第1次印刷
书　　号：	ISBN 978-7-5672-4822-9
定　　价：	25.00元

发现印装错误，请与本社联系调换。服务热线：0512-67481020

编委会

主　审：刘　芳

主　编：时秋芳

副主编：黄桥梁　姚　芳

编　委：郏鹏飞　陈佳贤　江　蓉
　　　　孔凡龙　陆建方　茆汉梅
　　　　沈　迎　杨　艳　张文娴

实施健康中国战略。人民健康是民族昌盛和国家富强的重要标志。要完善国民健康政策,为人民群众提供全方位全周期健康服务。

——2017年10月18日,习近平在中国共产党第十九次全国代表大会上的报告

聚焦影响人民健康的重大疾病和主要问题,加快实施健康中国行动,深入开展爱国卫生运动,完善国民健康促进政策,创新社会动员机制,健全健康教育制度,强化重点人群和重大疾病综合防控,从源头上预防和控制重大疾病,实现从以治病为中心转向以健康为中心。

——2020年9月22日,习近平在教育文化卫生体育领域专家代表座谈会上的讲话

序 言

习近平总书记说过，没有全民健康，就没有全面小康。要把人民健康放在优先发展的战略地位。对于国家而言，健康已经上升到优先发展的战略地位；对于个人而言，健康更是我们幸福生活的前提条件。

随着我国社会工业化、城镇化、人口老龄化发展和生态环境、生活方式的变化，健康问题给人们带来了巨大挑战，"全面推进健康中国建设"也被列入我国"十四五"规划和2035年远景目标。在这样的背景下，加大健康知识普及，帮助公众学习、了解基本的健康知识是非常必要的。

苏州健康科普馆作为全国首家大型健康科普主题馆，集展览教育、公众服务、支撑保护于一体，肩负着提高苏州市民健康素养、推动全民健康发展的光荣使命。本馆致力于向社会各界传播科学健康理念，普及健康知识与技能，倡导健康生活方式，激发公众对健康知识的探索欲与兴趣，鼓励公众积极学习和运用健康知识，有效提升公众解决实际健康问题的能力，全面提高公众健康素养，共建共享健康苏州。

苏州健康科普馆依托苏州市疾病预防控制中心的迁建建成，展陈面积达到4 050平方米。馆内展览设计遵循国家卫生健康委办公厅发布的《中国公民健康素养——基本知识与技能（2024年版）》的要求，以确保内容的专业性与权威性。科普馆一层以健康科普为主题，沿着健康一生的生命轴，精心打造健康知识科普主题展陈。二层则以生命探索为主题，特别设置互动体验课堂，让参观者能够沉浸其中，亲身感受生命的奥秘，享受探索的乐趣。为了满足不同参观者的需求，科普馆还根据参观者的时间、年龄和职业，精心策划了四条参观精品路线，让每一位参观者都能找到适合自己的科普之旅。健康科普馆的建设，不仅顺应了人们对健康知识的渴望，更是对国家"健康中国"发展战略的积极响应。它充分发挥了科普馆知识推广、咨询解疑的功能，使公众能够便捷地获取专业的健康与卫生知识，享受到全方位、多层次的健康科普服务。此外，科普馆还将作为校外科普教学示范应用基地，与中小学校和高等院校紧密合作，共同推动公共卫生与健康知识在学生群体中的传播，提升学生对健康的科学认知，培养他们的自我防护意识，为培养健康新一代贡献力量。

苏州健康科普馆的竣工，既是苏州市探索提升市民健康素养水平工作"十年磨一剑"的成果，也是苏州市坚持以人为本、以人民健康为中心的重要体现，更是为了积极响应国家"健康中国"战略，将健康苏州打造成中国样本的努力尝试。坚持以市民的健康需求为导向，提供全面、多层次、全生命周期的健康服务，从而打造一个使市民积极参与、流连忘返的国际化、现代化健康科普馆。为了让公众能够充分参与并深入体验健康科普馆的魅力，我们特别推出了这本图文并茂，既有颜值又有内涵的"玩转说明书"和"建馆解密书"。书中不仅包含了健康科普馆的地址、游览指南、数字科普馆预约等实用信息，还以精美的图文展示了馆内的展陈重点，兼具导览手册和纪念手册的双重功能。我们热切期待读者们翻开这本书，走进科普馆，开启一段丰富多彩、收获满满的健康科普之旅。

AR 使用说明

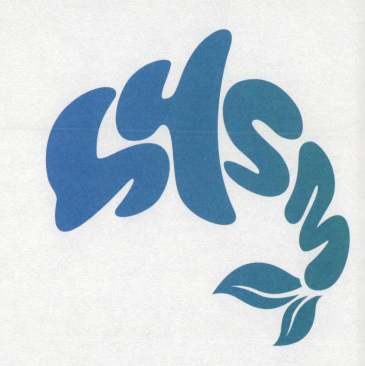

1
▼

用微信扫描二维码,进入云观博微信小程序的扫描界面

2
▼

识别有 📷 的页面

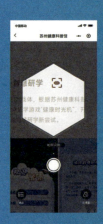

3
▼

沉浸式体验图片、语音、视频等精彩内容

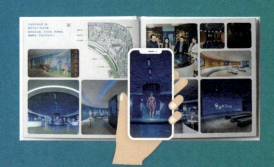

# 目 录

看！苏州健康科普馆

参观苏州健康科普馆……………02

环游苏州健康科普馆……………04

全民健康…………………………08

健康你我…………………………17

玩转健康科普乐园

多功能展厅空间…………………28

智慧化互动体验…………………29

特色游览路线……………………30

多彩的苏州健康科普馆

数字科普馆………………………36

休闲、友好科普馆………………38

教育科普馆………………………39

附 录

苏州健康科普馆主题课程………40

看！苏州健康科普馆

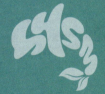

苏州健康科普馆致力于为公众打造一个
全方位、多层次、全生命周期健康知识的展示空间。
在这里，
你可以了解健康知识，
学习健康技能，体验健康游戏。
让我们一同走进苏州健康科普馆，
开启健康之旅。

参观苏州健康科普馆

地址

苏州市相城区广前路 16 号
苏州市疾病预防控制中心 D 楼

苏小吉

苏州健康科普馆的形象名片
性格：活泼可爱、关爱他人
口号：科学防控疾病，赤诚守卫健康

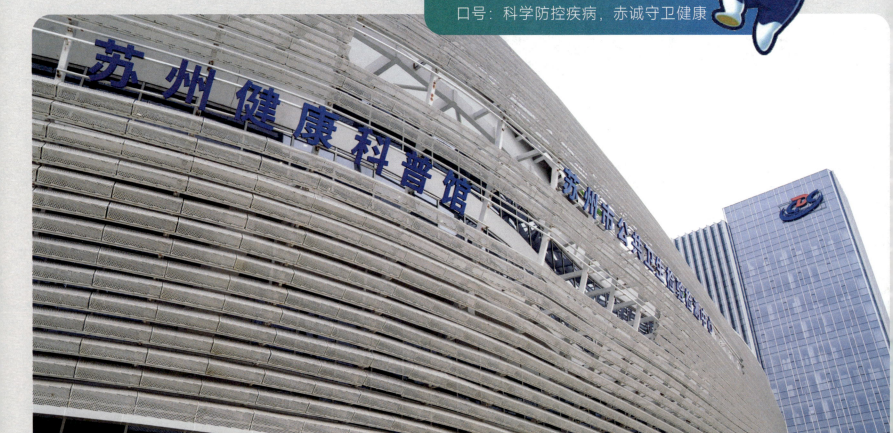

交通路线

火　　车：坐火车至苏州站或苏州北站，再转市内交通路线。

驾　　车：导航至苏州市相城区广前路16号。

市内交通：乘坐轨道交通2号线至徐图港地铁站下车，1a口出站，在采莲换乘中心公交站乘坐807路公交车，于市心理卫生中心市五院站下车，步行约100米。

预约方式

个人预约：网上预约。

团队预约：网上预约，电话预约。

团队预约电话：0512-68268758。

开放时间

每周二至周日 9:00—17:00（16:00后停止入馆）。

每周一闭馆（国家法定节假日除外）。

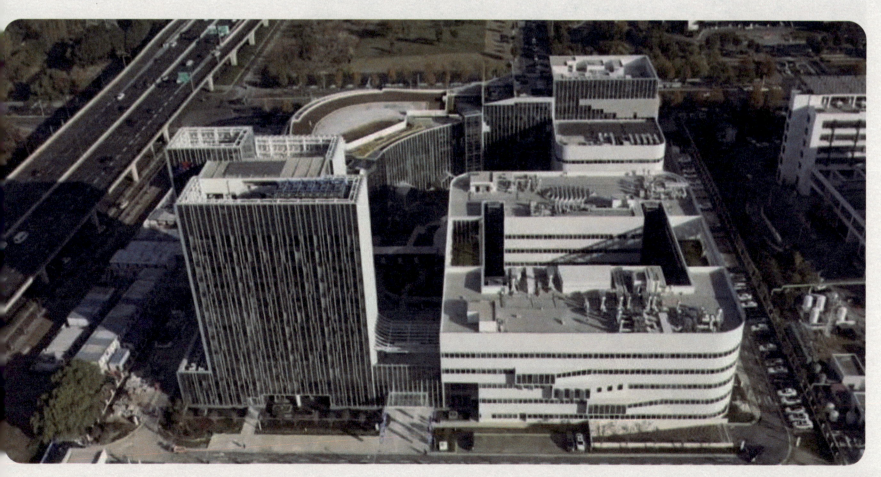

环游苏州健康科普馆

苏州健康科普馆一楼
展览主题为"全民健康",
包含序厅、健康卫士、
健康环境、科普讲堂、
健康一生等单元。

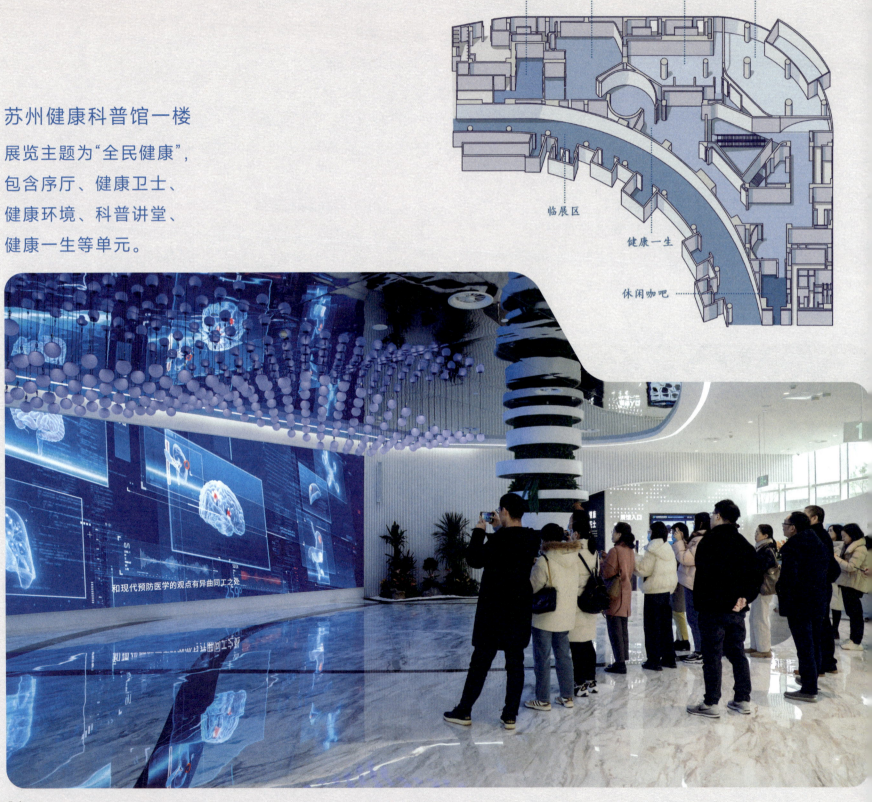

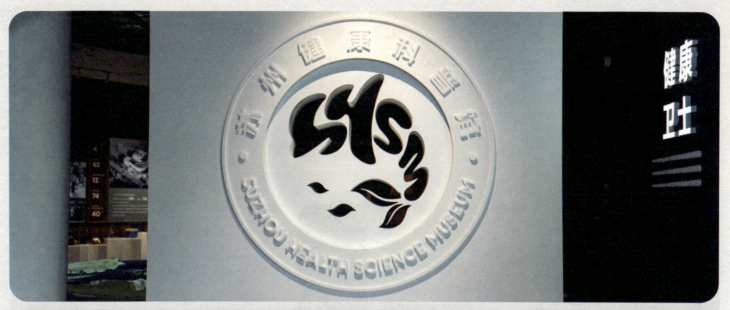
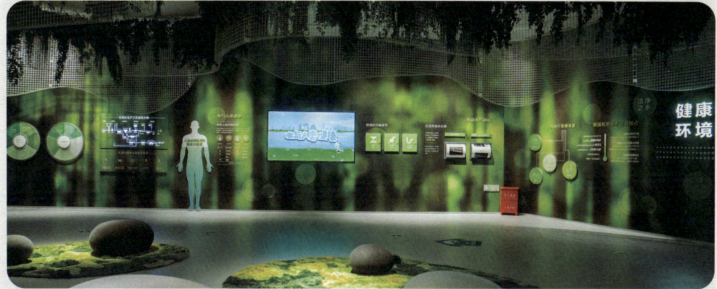
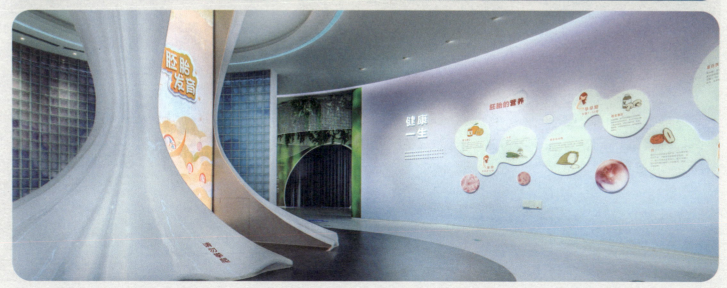

苏州健康科普馆二楼

展览主题为"健康你我",
包含生命机器、因何生病、把控健康、
健康影院、应急求救等单元。

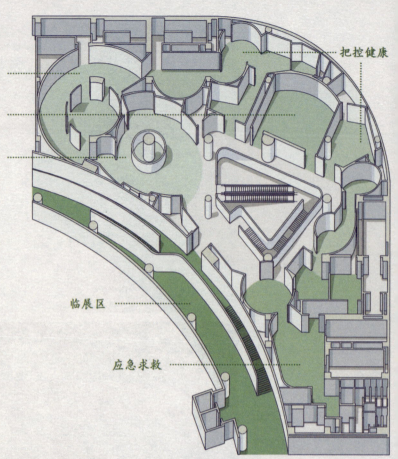

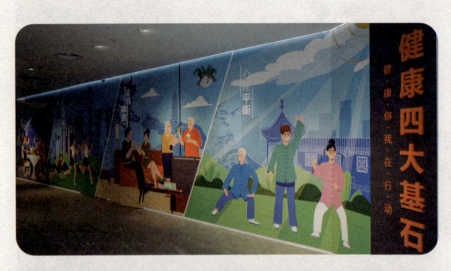

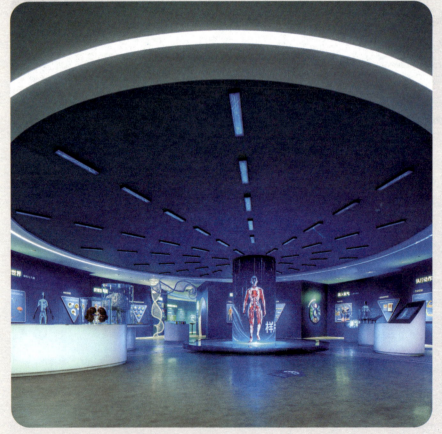

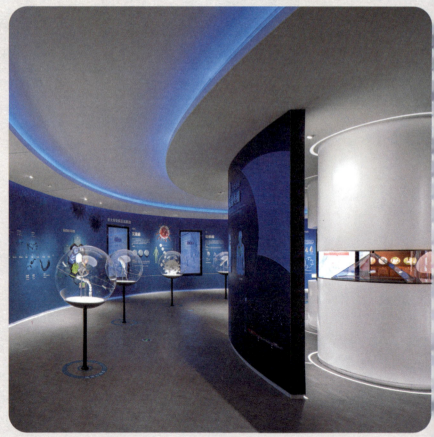

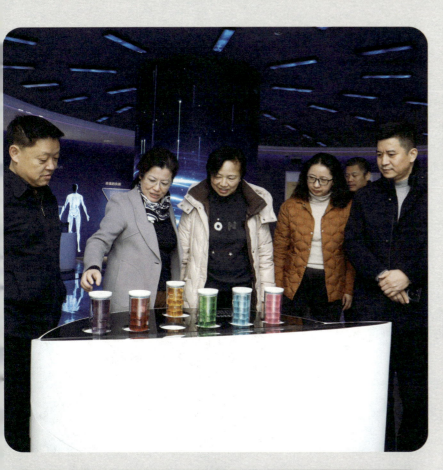
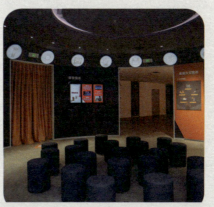
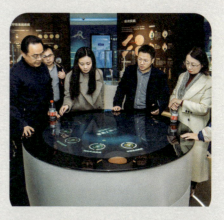
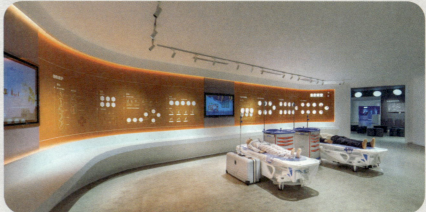
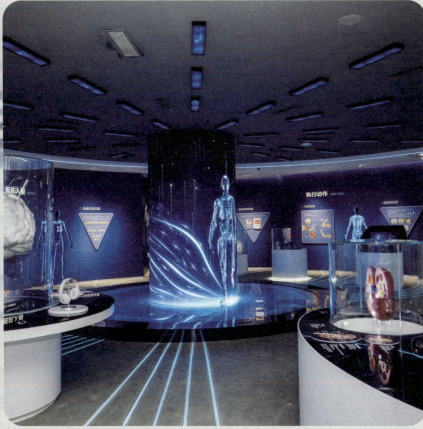
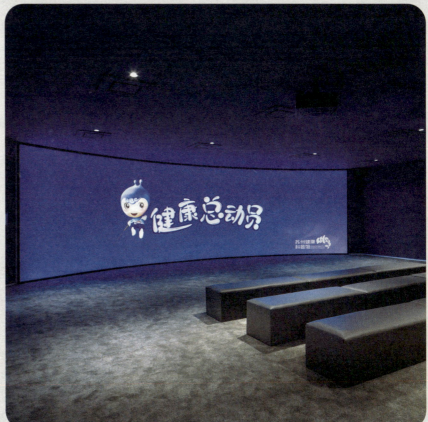

全民健康
·序厅

走进苏州健康科普馆,
形象大厅首先映入眼帘,
大厅顶部的艺术魔球幻动,
组合成化学分子、DNA 序列等形态,
诠释生命奥秘。

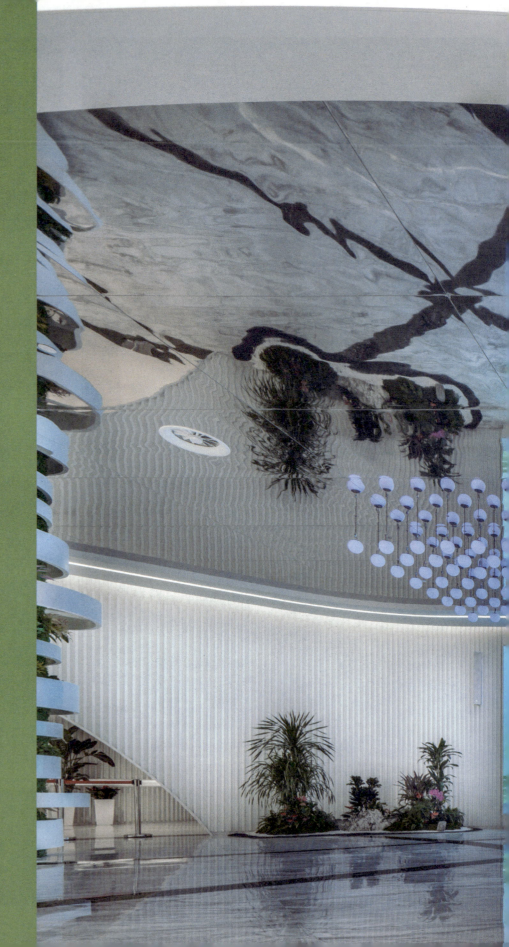

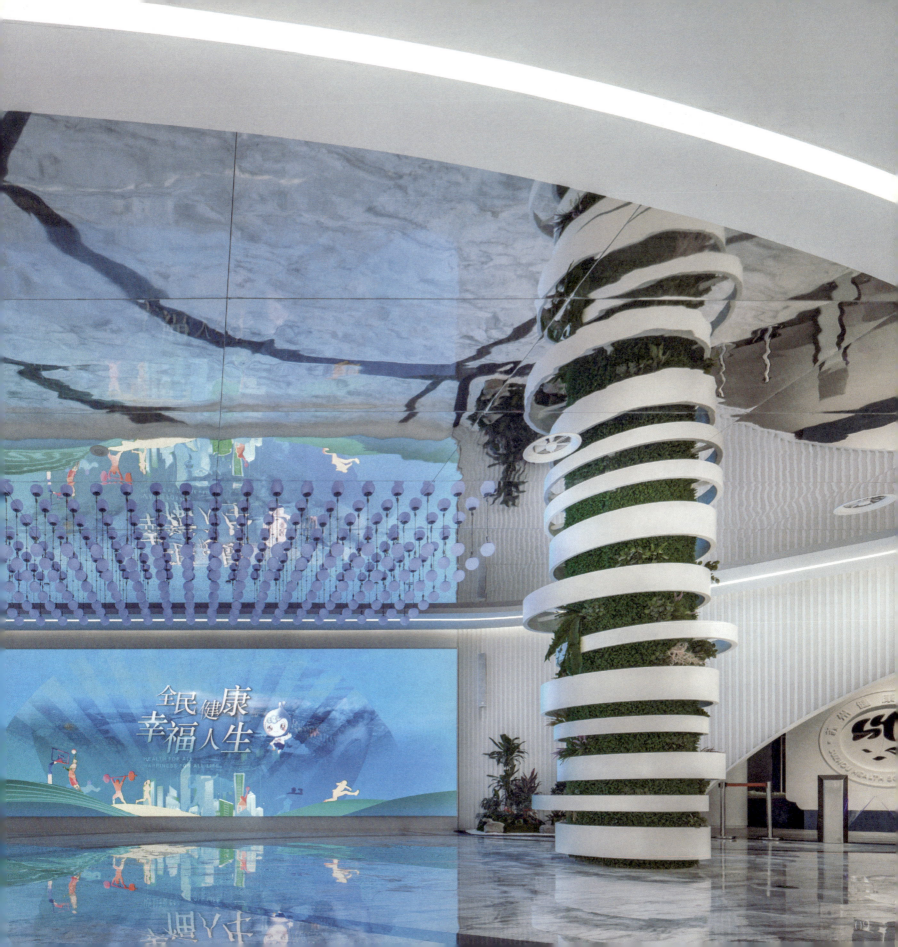

·健康卫士

在人类历史长河中，
大规模传染病多次肆虐，
不少防疫先锋挺身而出。
在这里，
我们细述那些防疫大事件
及先锋人物、机构的传奇故事。

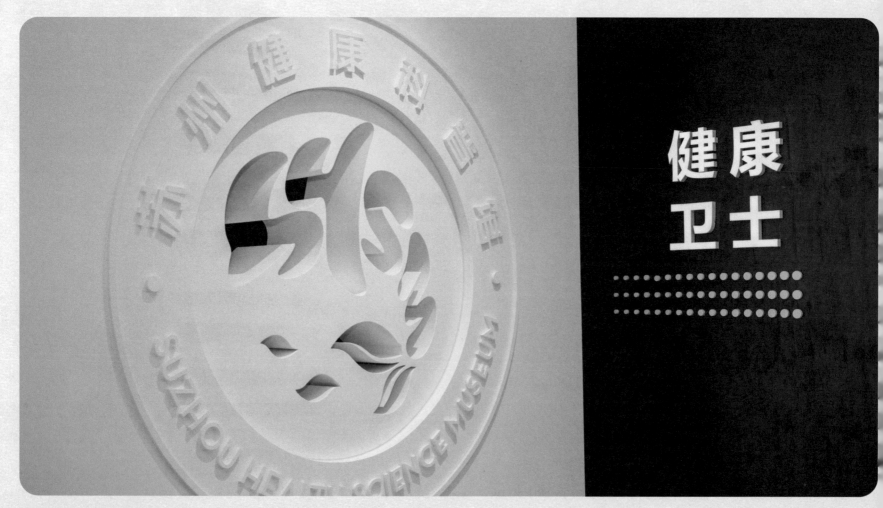

世界传染病流行大事件互动投影

在世界地图上，旋转按钮了解世界范围内的传染病流行大事件。

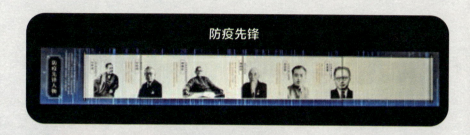

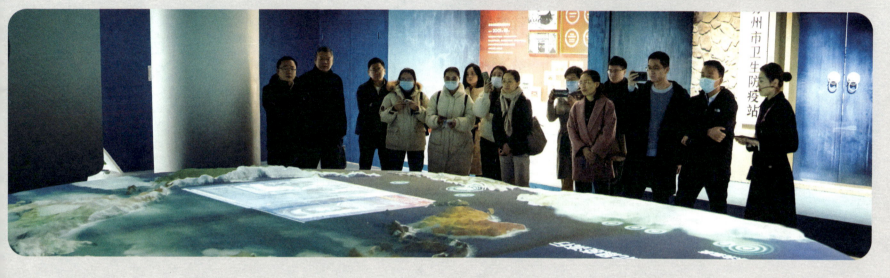

朴 园

朴园原为苏州市卫生防疫站。以此为原点，用艺术场景复原与历史老物件相结合的方式，追溯苏州市疾病预防控制中心的历史，展示中心概况、职能及研究成果。

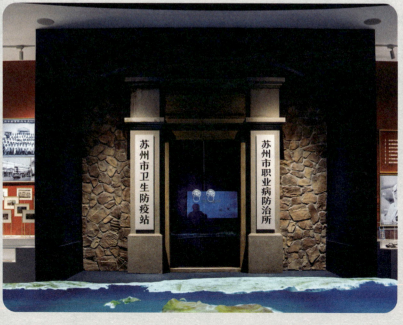

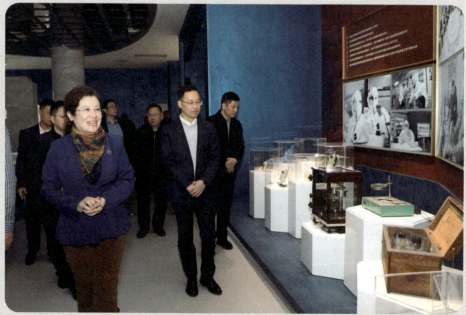

· **健康环境**

在这里，
呼吸清新空气、了解饮用水卫生，
与脚下的土地和谐相处，
共筑健康环境，
同享生活。

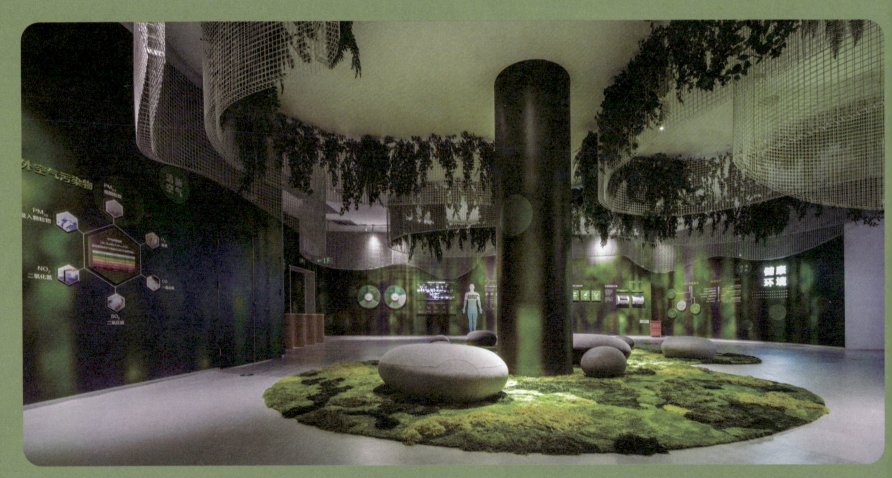

土壤污染与健康探知室

进入实验室,探究土壤污染源头,了解预防污染、维护土壤健康的举措。

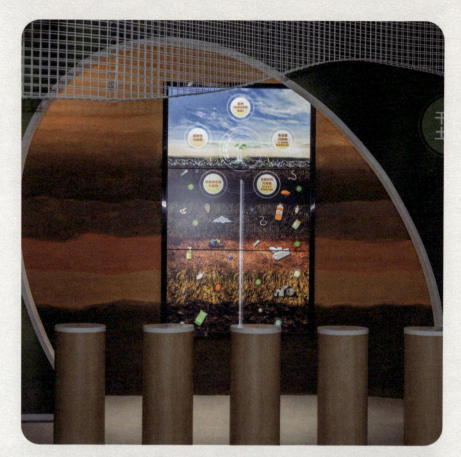

健康环境智慧屋

模拟沙尘暴、PM2.5 污染环境的发生,可听、可闻,沉浸式体验不同的环境,了解空气污染对人体健康的影响。

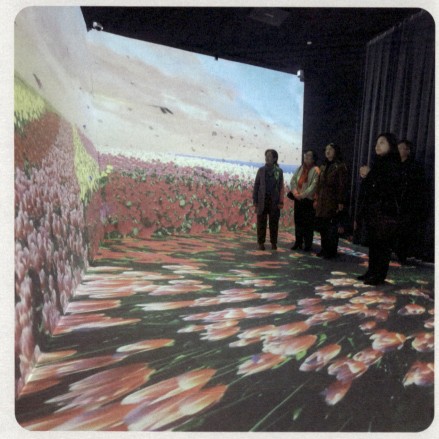

· 健康一生

融入苏州地方特色,
在院、街、园、宅的空间置换中,
勾勒出苏州人的健康一生。
一个个互动展项,
串联起一生的健康知识,
构建每个参观者的健康之路。

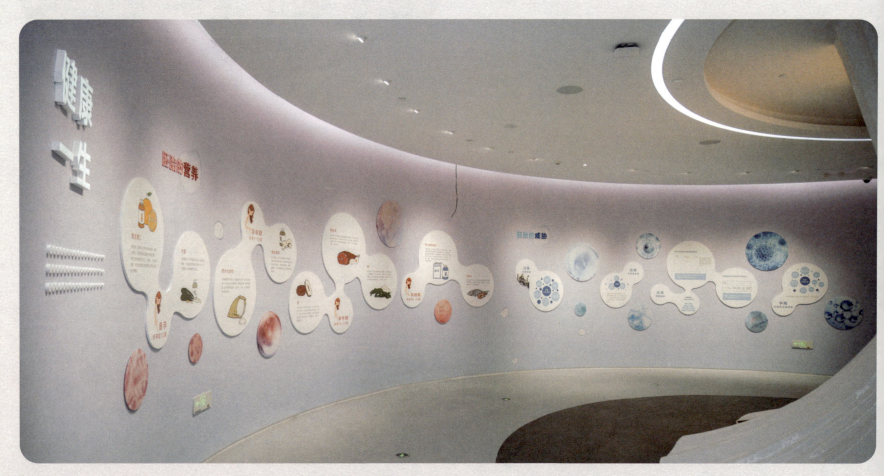

胚胎萌芽

人类生命的起源——萌芽的胚胎。在全息影像中,见证胚胎从萌芽到娩出的全过程,体会生命的起源。

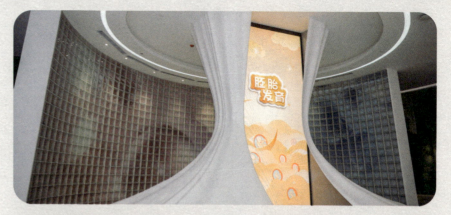

快乐宝贝

科学养育、预防疾病,是宝贝快乐成长的秘诀。在疫苗课堂上勇敢抗击危害健康的细菌,在"龋齿大作战"中捍卫牙齿健康。

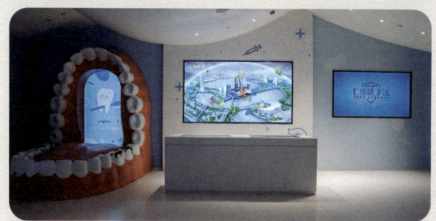

阳光学子

在模范教室学习正确的坐姿,保护我们的眼睛。透过艺术光影视窗,学习科学运动和青春期保健的知识,让青少年的成长更加无忧。

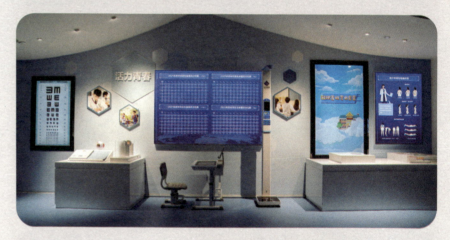

健康素养 66 条

健康不仅仅是没有疾病或不虚弱,同时还包括身体、心理和社会适应的完好状态。与插画互动墙互动,了解更多健康素养知识。

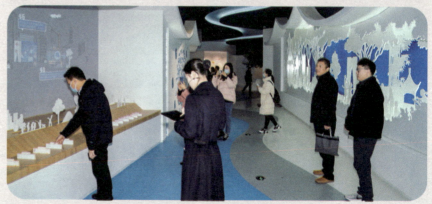

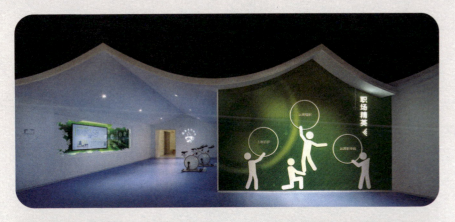

职场精英

职场中,哪些疾病易侵袭我们?如何有效预防?让我们深入职场,解读都市中的健康防护手册。

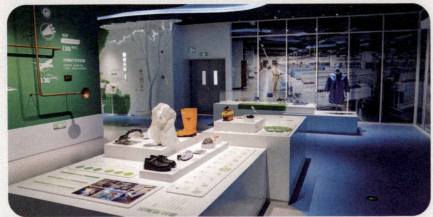

职业安全

关注职业安全,远离职业病。

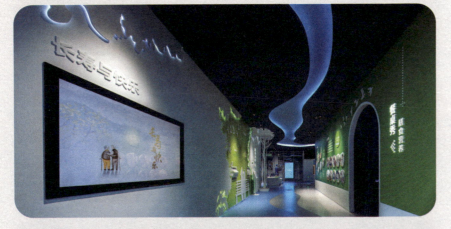

颐养天年

结合苏州本地文化,从膳食营养、环境滋养、身体保健等方面讲解老年人健康保健知识。

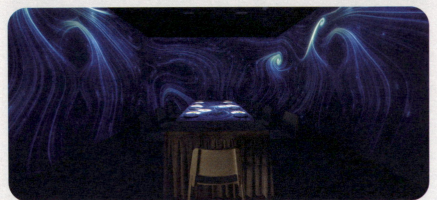

膳食营养餐桌秀

互动餐盘,体验用餐乐趣,了解各年龄层的膳食营养需求。

健康你我

·生命机器

用科技手段系统展示人体的各种功能。

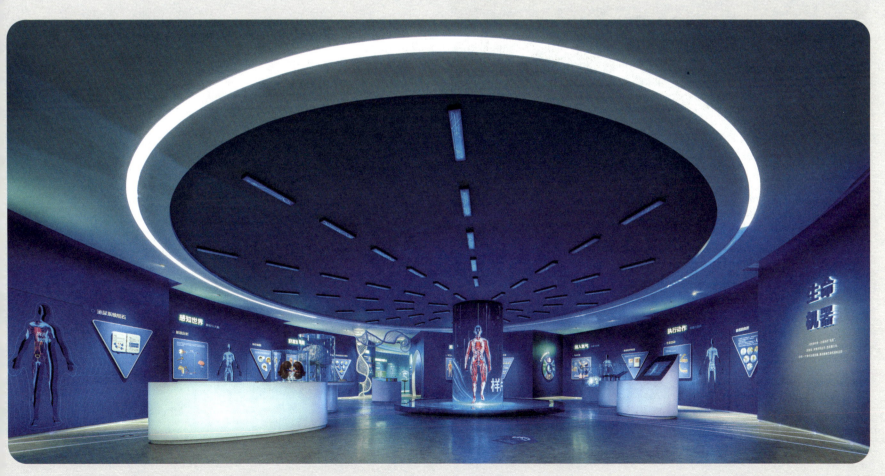

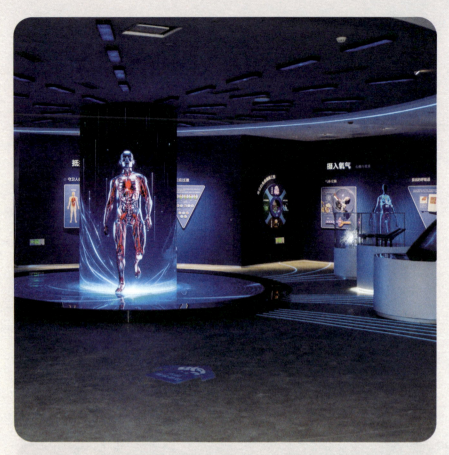

生命奥秘大型光影之树

环形冰屏缔造纯净现代的艺术美感，精妙呈现人体构造，点亮人体机器的六大功能。

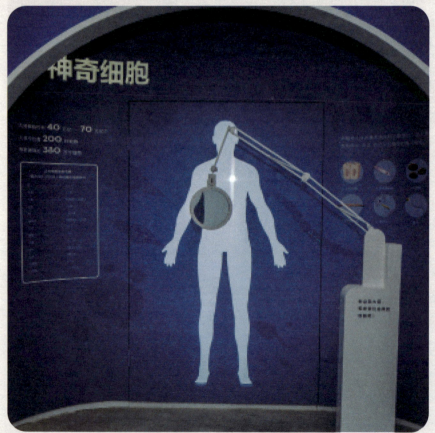

神奇细胞

移动机械扫描屏，对准身体部位，观察人形屏幕上的细胞和组织结构，了解细胞和我们的关系。

· 因何生病

我们因何生病?
因为外部病原菌的攻击和身体内部的失衡。
了解传染病与慢性病知识,
预防疾病。

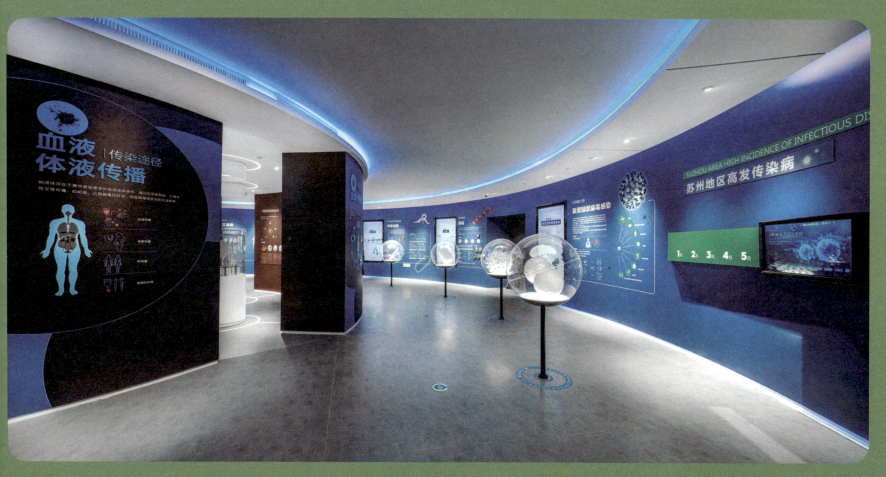

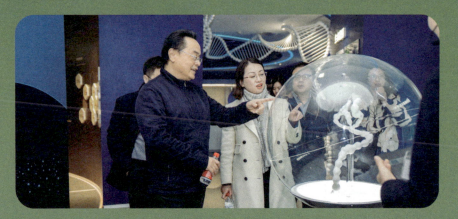

病原体的世界

病原体千差万别,透过变形透光镜,观察微观世界中不同形态的病原体。

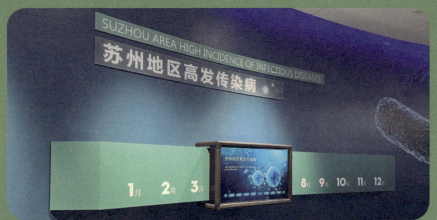

苏州的季节性疾病

十二个月份时间轴与传染病概况移动屏组成苏州地区高发传染病数据库。移动屏幕,了解不同时间点传染病概况、传播途径和预防措施。

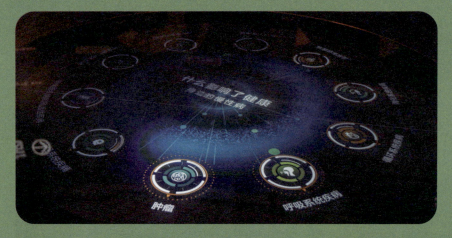

慢性病数据库

慢性病是健康的头号杀手,点击互动台了解慢性病的致病原因。

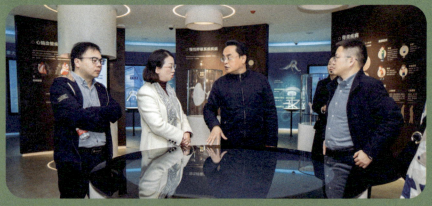

身边的慢性病

暗暖调的"体内"空间,幻影成像解密人体器官慢性病病变过程,普及慢性病预防与康养知识。

· 把控健康

改掉不良习惯，
警惕潜在伤害，
重视心理健康，
消除威胁健康的隐患。

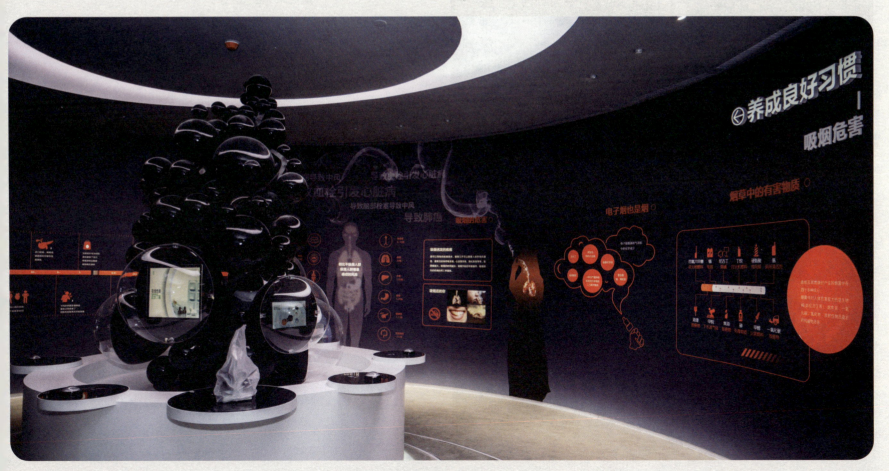

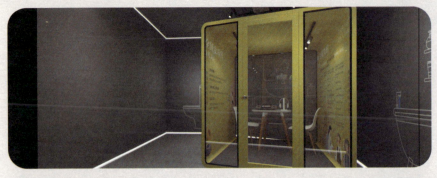

老年健康评估室

老年健康评估室内有老年平衡测试仪和听力测试屋。

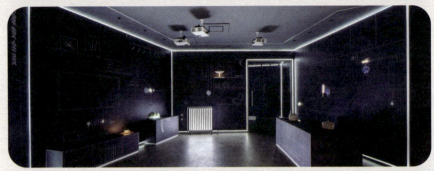

居家安全员

意象化的线条、丰富的插画场景揭示家庭生活中看不见的安全隐患,提醒居民警惕潜在伤害。

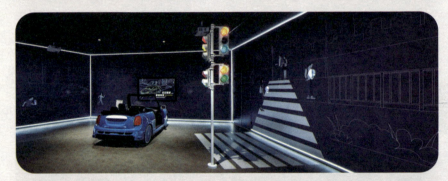

街头避险家

营造户外空间,通过互动体验提示户外活动中的安全隐患和防范措施。

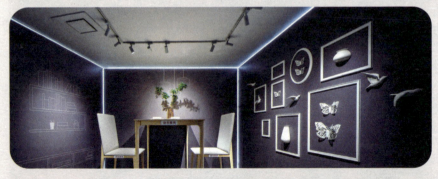

儿童安全屋

放大家居用品,让成年人站在儿童的视角,发现平常居家环境中暗藏的会对儿童造成伤害的实物,帮助家庭营造儿童安全空间。

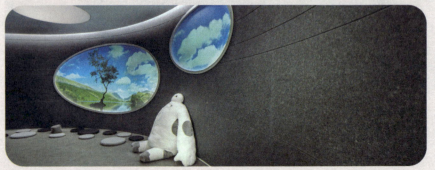

心理舒缓室

舒适柔软的地面、墙壁,通透怡人的户外景观,构造舒缓心灵的治愈空间,在柔和的灯光与舒缓的音乐中获得身心的放松。

· 健康影院

弧面 3D 全息互动投影播放沉浸式影片，
以疾控工作者的视角，
展现人体健康数据和趣味健康知识。

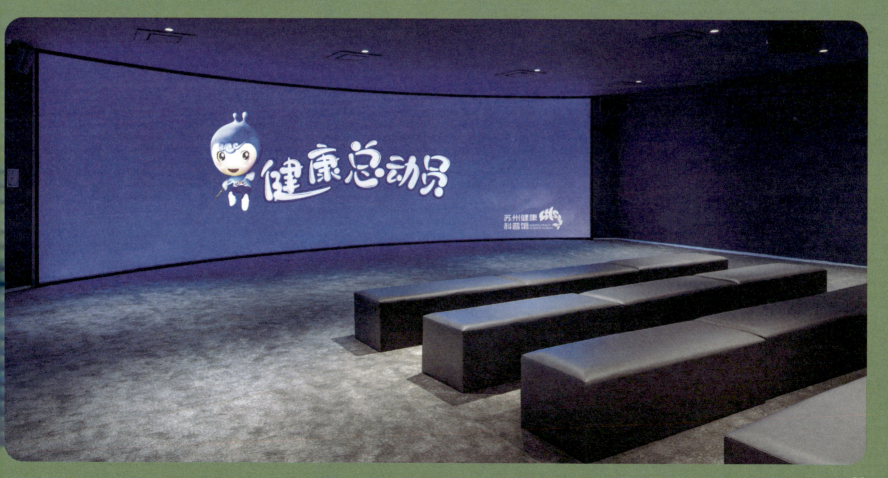

·应急求救

在逃生体验中模拟突发灾难场景，学习应急求生知识。

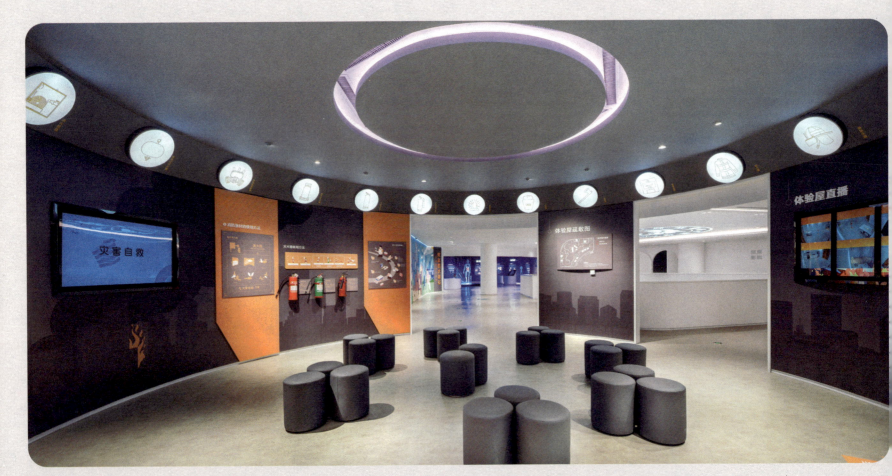

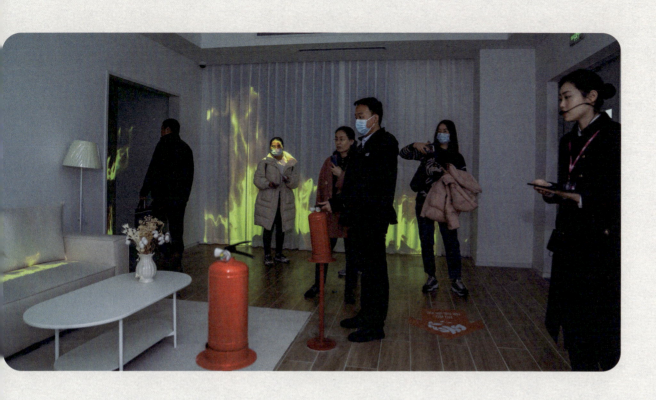

火灾逃生屋

亲身实践灭火与逃生技巧,并通过显示屏详细复盘操作过程。

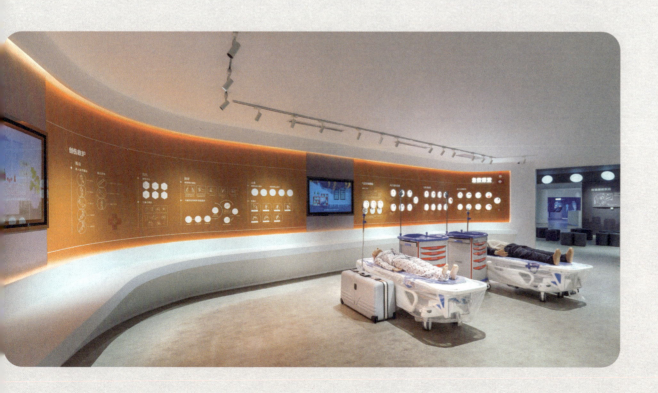

急救课堂

在情景化体验活动中学习急救处理方法,掌握急救知识与技能。

玩转健康科普乐园

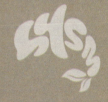

苏州健康科普馆

集多功能展厅与智慧互动于一体，

营造沉浸式观展体验。

特设多条特色游览路线，

等你来探索发现。

多功能展厅空间

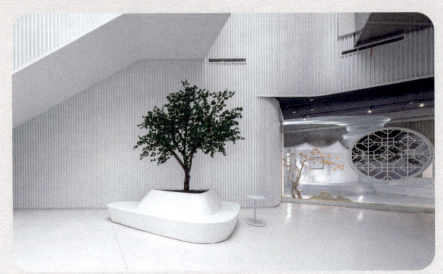

休憩区

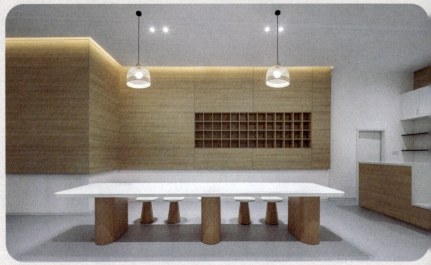

休闲咖吧

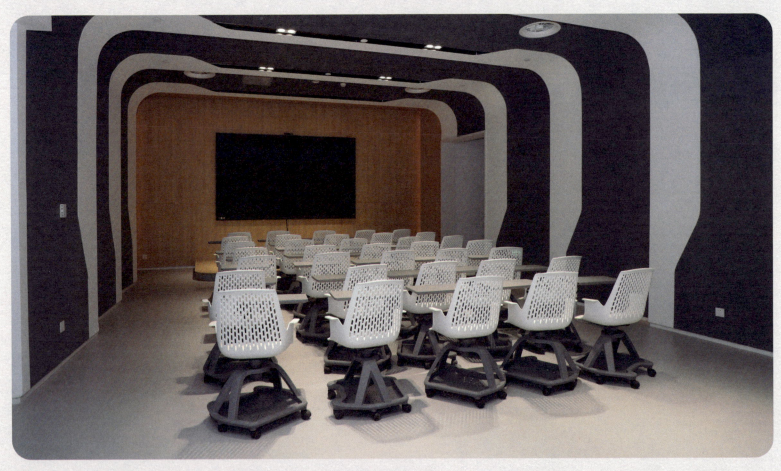

科普讲堂

智慧化互动体验

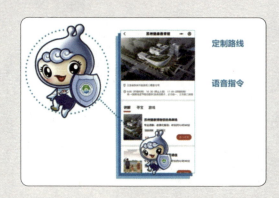

智慧导览

定制路线

智慧语音导览

智慧研学

以"健康手机"为媒介,苏州健康科普馆结合展区设计,推出探索研学游戏"健康时光机",开启科普馆智慧研学新篇章。

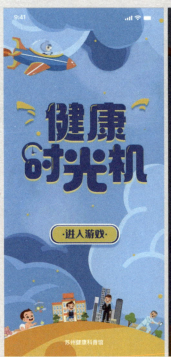
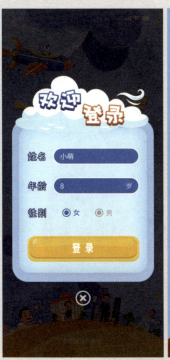
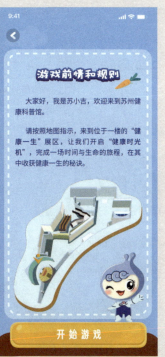

智慧课堂

基于平板电脑的智慧课堂不仅使科普馆课程更加通俗易懂、引人入胜,而且通过数字化系统实时收集、分析数据,实现了科普馆教育课堂的智能化升级。

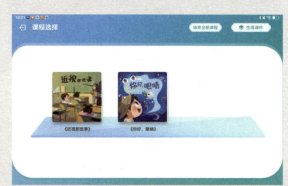
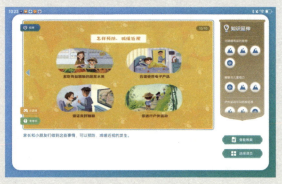

特色游览线路

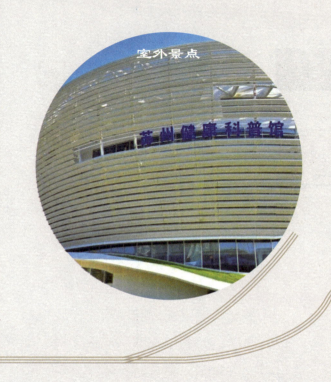
室外景点

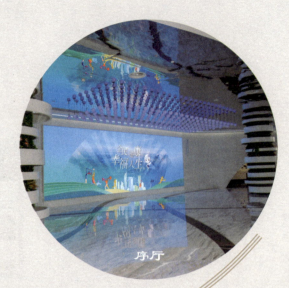
序厅

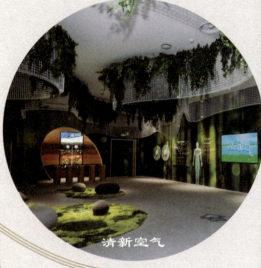
清新空气

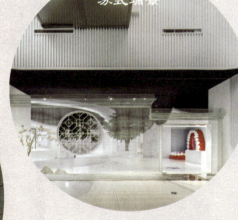
苏式端景

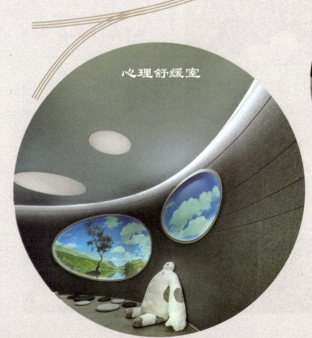
心理舒缓室

健康打卡点

室外景点—序厅—清新空气—苏式端景—心理舒缓室

畅游全馆线

序厅—防疫先锋—清新空气—健康素养66条插画互动墙—健康运动动感单车—噪声试听互动体验—膳食营养餐桌秀—儿童安全屋—街头避险家—健康影院

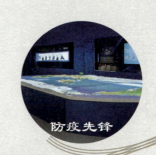
健康素养66条插画互动墙

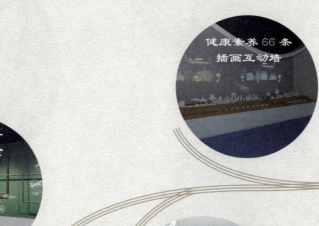
防疫先锋

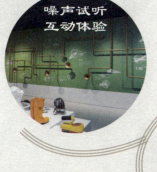
噪声试听互动体验

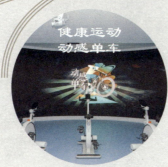
健康运动动感单车

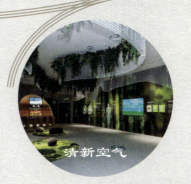
清新空气

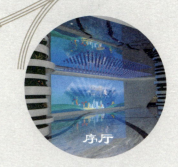
序厅

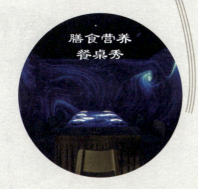
膳食营养餐桌秀

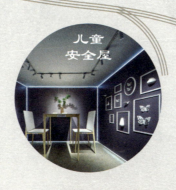
儿童安全屋

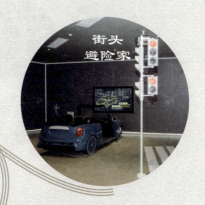
街头避险家

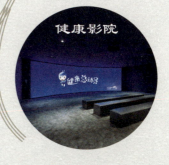
健康影院

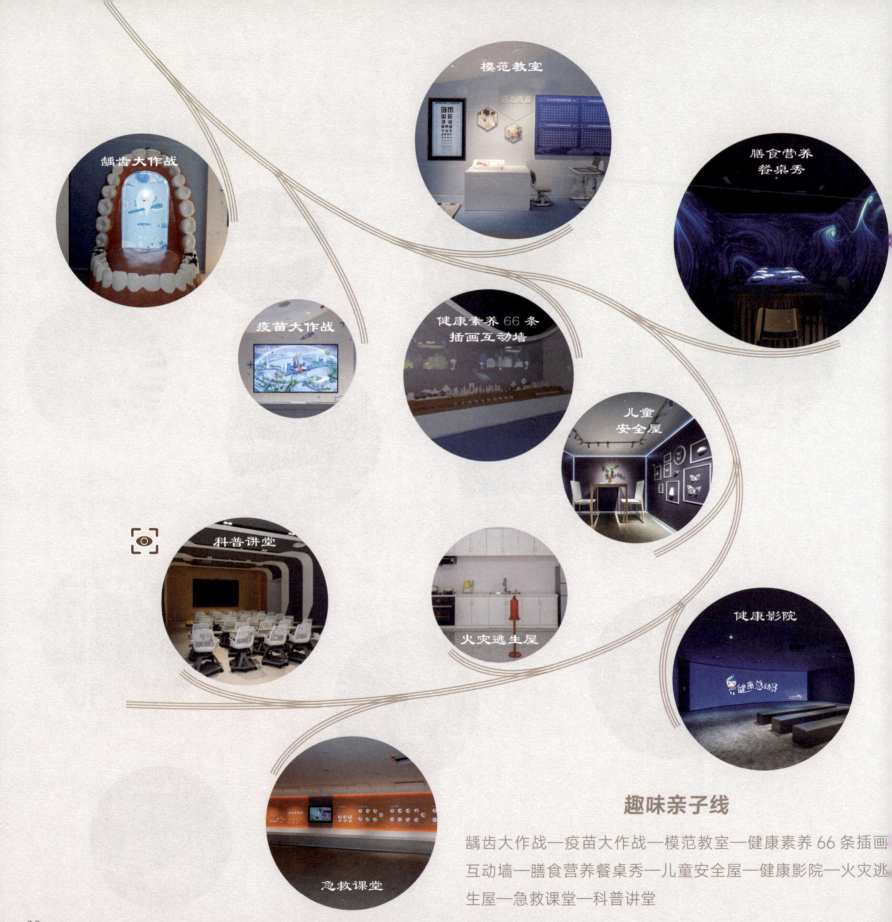

趣味亲子线

龋齿大作战—疫苗大作战—模范教室—健康素养66条插画互动墙—膳食营养餐桌秀—儿童安全屋—健康影院—火灾逃生屋—急救课堂—科普讲堂

颐养天年线

清新空气—健康与长寿—膳食营养餐桌秀—身边的慢性病—克服不良习惯—老年健康评估室

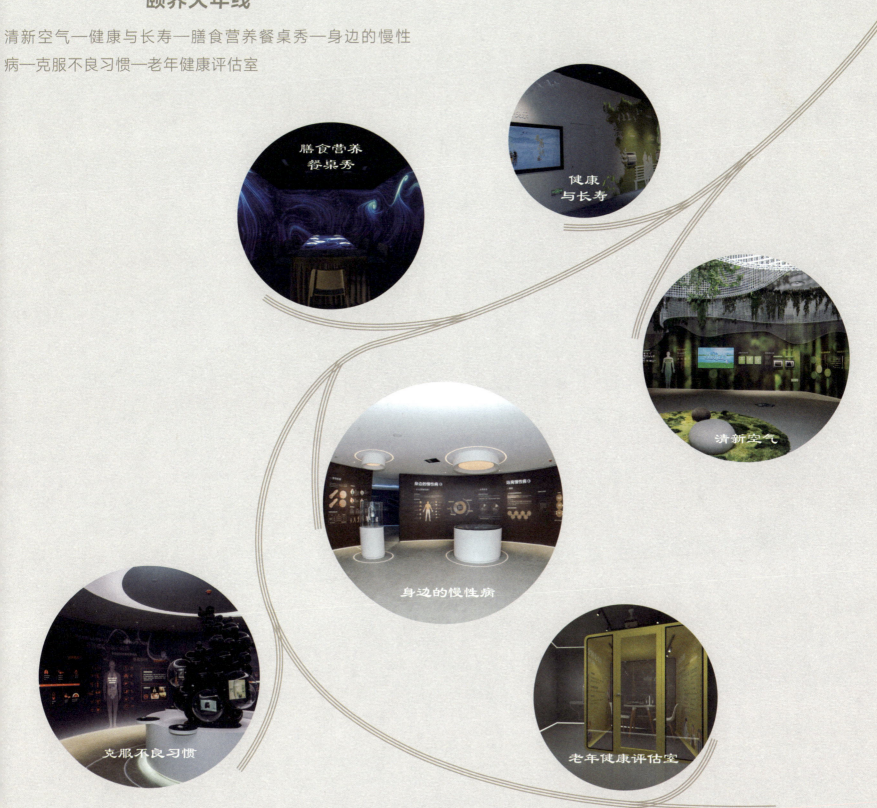

多彩的苏州健康科普馆

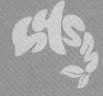

苏州健康科普馆以市民健康需求为导向,

致力于打造一座现代化展馆,

使参观者"来了不想走,走了还想来"。

馆内数字化体验丰富,

让参观过程既便捷又有趣;

亲民服务周到,

为观众营造友好氛围;

多年龄段的教育主题课程将健康知识传递给你我他。

数字科普馆

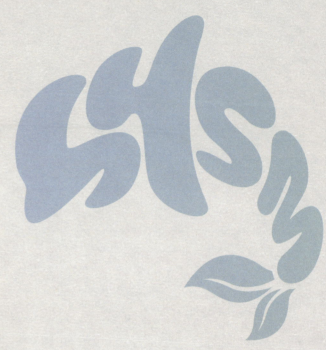

门户网站

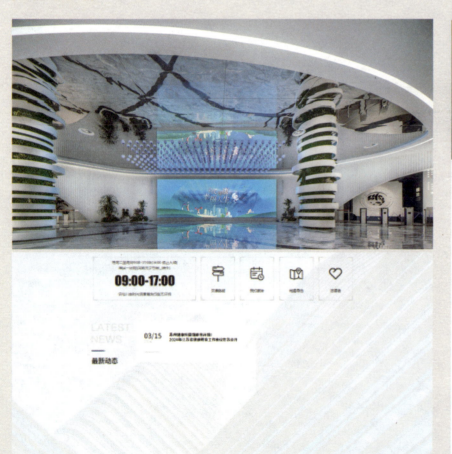

在线预约

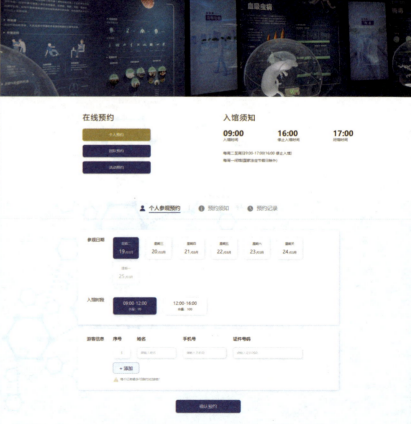

微网站

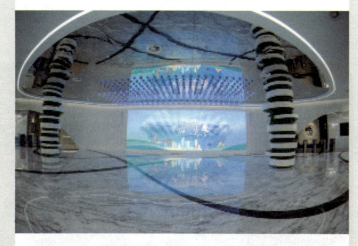
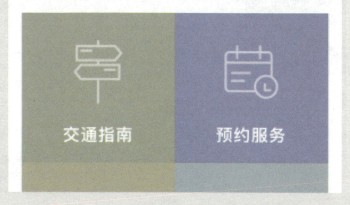

全景漫游

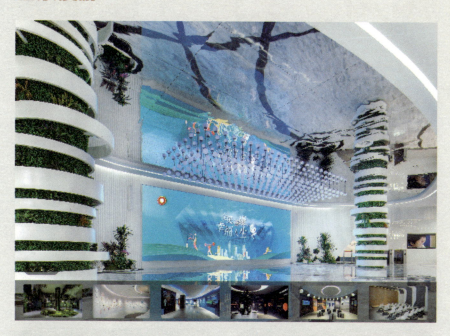

数字展览

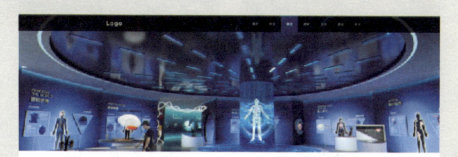

休闲、友好科普馆

临展区

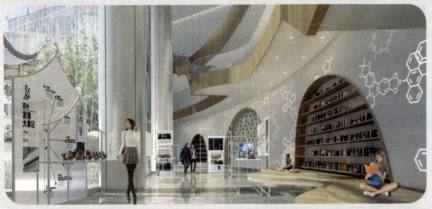

休闲咖吧

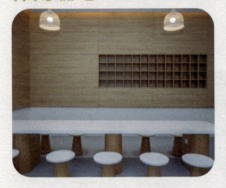
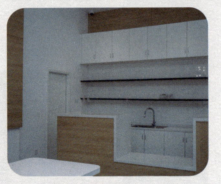

文化创意产品

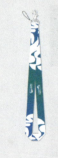
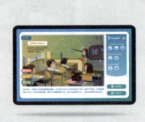
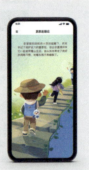
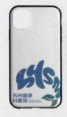
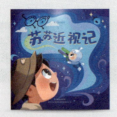
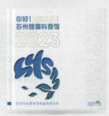

母婴室

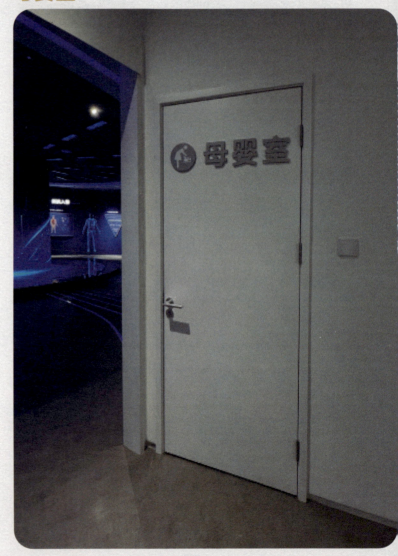

教育科普馆

科普讲堂

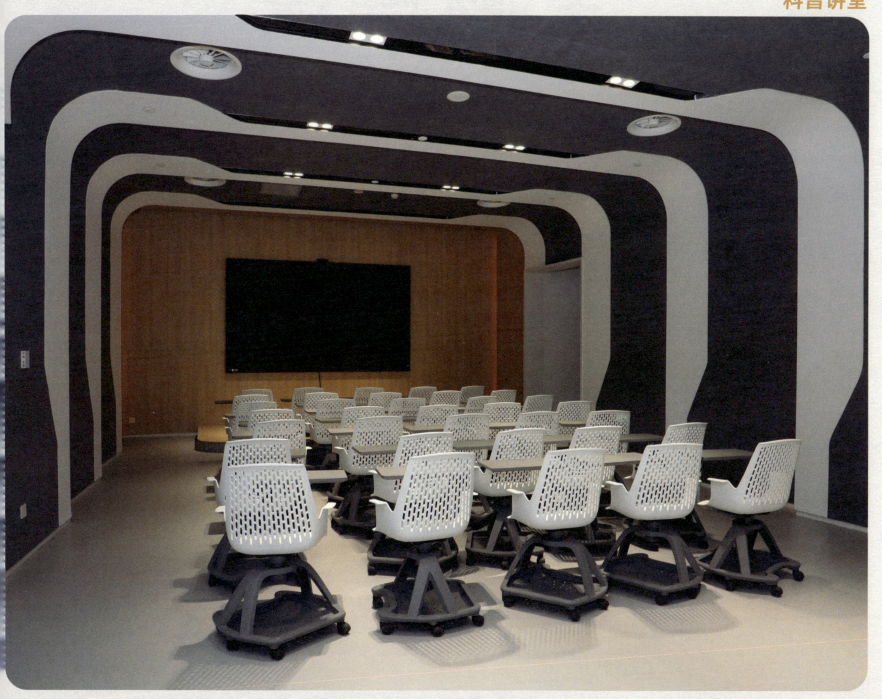

附录

苏州健康科普馆主题课程

年龄段	序号	课程名称	课程简介
青少年	1	知"食"就是力量	怎样做到合理吃蔬果、合理选择零食、保证充足睡眠等
	2	科学用眼、共享"睛"彩"视"界（小学生版）	认识我们的眼睛、为什么要预防近视、怎么发现近视、如何保护视力以及近视了怎么办等
	3	科学用眼、共享"睛"彩"视"界（中学生版）	认识我们的眼睛、为什么要预防近视、如何保护视力和预防高度近视以及近视了怎么办等
	4	气候与健康	介绍气候变化成因，气候变化与自然灾害的关系，气候变化现状、趋势及其对健康的影响
	5	饮用水的秘密	认识水对生命的意义、水是如何循环的及如何健康地喝水等
	6	显微镜下的细胞奇观	讲述细胞的概念、主要结构及显微镜观察实验等
	7	生物样本及其功能	讲述生物样本定义、用途、重要性以及具体应用示例等
	8	走进DNA的小世界	介绍DNA的发现、双螺旋结构以及如何提取等
	9	流感病毒	介绍流感，流感与普通感冒的区别，流感的危害、传播方式及预防方法
	10	蛲虫的故事	以故事的形式介绍感染蛲虫的症状、检测及防治方法
	11	儿童常见传染病的免疫预防	介绍儿童常见传染病，如麻疹、流行性腮腺炎、流感、肺炎、水痘等的免疫预防
	12	中暑的预防与急救	中暑的概念、机制、临床表现、诊断、急救处置及预防等
	13	病毒的实验室检测	介绍常见病毒的实验室检测方法及原理
	14	叶绿素和DNA的提取	从生活中常用材料入手，介绍叶绿素和DNA的简易提取方法
	15	血液的奥秘	从受伤为什么流血，血液的颜色、成分及常见的分型介绍血液的相关知识

续表

年龄段	序号	课程名称	课程简介
青少年	16	健康生活从我做起	对健康的定义、现代健康观做系统阐述,告诉我们针对危险因素采取何种防治措施才真正有效,杜绝不健康的生活方式
	17	艾滋病防治知识讲座	介绍艾滋病的背景知识、特征、流行情况以及防治措施,并提供互动问题讨论环节,解答艾滋病相关疑惑
	18	爱护牙齿从小做起	阐述爱牙日的由来,牙齿的专业知识,保护牙齿健康、预防蛀牙,正确刷牙的方法,为儿童口腔保健提供科学实用的建议
	19	保持正常体重	介绍肥胖的危害、原因、控制体重的方法,为预防肥胖提供科学实用的建议
	20	春季传染病的预防	介绍春季好发传染病的原因,春季传染病的流行特点,主要的易感人群,春季好发的呼吸道传染病,为预防春季传染病流行提供科学实用的建议
	21	"四害"的危害	阐述了"四害"——老鼠、蚊子、苍蝇、蟑螂的危害及防治策略,为预防"四害"传播疾病提供科学实用的建议
	22	合理膳食平衡营养	解读最新的《中国居民膳食指南》,提供合理、营养、平衡的科学膳食建议
	23	生活饮用水水质基本要求	介绍饮用水水质基本要求,常见安全问题及相应标准检验方法

年龄段	序号	课程名称	课程简介
成年人	1	食用餐具和包装材料的安全	重金属铅、镉等的危害,如何识别食品及饮料的塑料包装上的数字代表的意义
	2	科学用眼,共享"睛"彩"视"界(家校版)	眼睛的构造、重要性,保护视力的核心方法,如何矫治及控制近视以及家庭与教室的视觉环境等
	3	狂犬病防治	介绍狂犬病的流行情况、传染源及相关的防治方法
	4	手足口病健康教育	介绍手足口病概念、危害、传染源、易感人群、传播方式、症状及预防方法
	5	空气污染(霾)与人群健康	从雾霾的定义、防护和治理三个方面认识雾霾,保护环境,守护自己的健康
	6	认识钉螺,远离血吸虫病	血吸虫病的概念、流行概况、临床表现,苏州血防历史,钉螺的形态及鉴别等
	7	华支睾吸虫病(肝吸虫病)	华支睾吸虫病的概念、生活史、流行概况、临床表现、诊断、治疗及预防等
	8	结核病防治知识要点	介绍结核病的历史、危害、流行病学及防治知识要点
	9	常见疫苗的接种常识	从总体上介绍疫苗对于免疫的意义、疫苗的分类、接种要点等知识
	10	电磁辐射对健康的影响及防护	电磁辐射的分类、对人体的影响,电磁辐射损伤的临床表现与处理及预防等
	11	用人单位主要负责人职业病防治责任	职业病概念、分类,职业病危害因素分类,用人单位职责;如何进行化学性危害、粉尘危害的防护等
	12	职业病与职业卫生管理	职业病危害因素分类目录、职业病分类和目录以及《工作场所职业卫生管理规定》等
	13	职业健康监护	职业健康监护定义、目的、主要内容及目标疾病;职业健康检查定义、作用、种类及目的等;如何管理职业健康监护档案等
	14	碘盐与甲状腺疾病	介绍碘对于生命的意义,碘缺乏以及过量的危害,如何正确补碘等

续表

年龄段	序号	课程名称	课程简介
成年人	15	呼吸道传染病的预防	介绍常见的呼吸道传染病，如流感、流行性脑脊髓膜炎、麻疹、风疹、水痘、流行性腮腺炎等的预防措施，从传染源、传播途径和易感人群3个方面做日常防护的详细介绍
	16	建立科学健康文明的生活方式	健康的生活方式是最经济、有效的疾病预防控制措施，健康生活方式主要包括合理膳食、适量运动、戒烟限酒、心理平衡4个方面，针对这些方面做介绍和指导
	17	尽早戒烟，拥抱健康	介绍烟草的危害，常见的戒烟方法，如何克服戒断症状等。戒烟越早越好，科学戒烟让我们远离烟草危害
	18	培养科学文明健康的生活方式，努力提高健康水平	介绍"现代文明病"，提倡实践科学文明健康的生活方式，健康生活方式主要包括合理膳食、适量运动、戒烟限酒、心理平衡4个方面，提倡助人为乐、知足常乐、自得其乐
	19	急救知识讲座	图文并茂地介绍急救电话"120"、创伤性出血、骨折的处理、心肺复苏、触电、溺水、煤气中毒、火灾等常见急救知识，让居民在日常生活中能够进行预防和自救
	20	妇女保健知识	从女性生理功能的认识开始，对妇科疾病常见症状的自我鉴别、围绝经期相关保健知识做通俗易懂的讲解
	21	心理平衡	从国内外心理卫生现状开始讲解，从心理平衡定义、为什么会心理不平衡、怎样才能保持心理平衡3个方面做详细介绍
	22	吸烟有害健康	介绍吸烟的危害、烟草的主要成分、被动吸烟的危害、戒烟的益处，用数据和图表给居民进行详细阐述
	23	意外伤害的自救与互救	介绍常见的意外伤害，如外伤（交通事故、工伤）、化学中毒（生活、工业）、中暑、触电、烫伤、溺水、心脑血管意外、地震、洪水、山崩、雨雪灾等，以及如何拨打急救电话，初步急救采取的措施。提高全民急救反应意识，普及健康知识
	24	运动让我们远离高血压	指导我们通过科学运动与合理饮食有效控制血压，介绍高血压的并发症和危害、高血压的危险因素，并介绍运动处方、适合控制血压的常见运动
	25	解读体"重"	从正确称量体重的方法、标准体重范围、保持体重的原因等角度解读体重概念，提供科学实用的控制体重的建议
	26	全民动员，预防艾滋病	从艾滋病的概念、传播方式、临床表现、治疗预防和流行现状等角度普及艾滋病防治知识，动员全民预防艾滋病
	27	乙肝的防与治	阐述乙肝的概况、危害、传播及治疗和预防措施，为乙肝的防治提供科学有效的建议
	28	健康生活吃出来	阐述饮食治疗的作用，选择并坚持健康饮食计划的方法以及不能坚持饮食计划的原因，为糖尿病患者提供科学有效的饮食建议
	29	名人院士说艾滋	根据演员濮存昕和中国科学院院士曾毅的讲解漫画，详细阐述艾滋病基本知识、流行特征、预防艾滋病的方法，为艾滋病防治提供科学有效的建议
	30	女性朋友，艾滋病离我们很遥远吗？	针对女性群体，阐述艾滋病的基本知识、防治措施，为女性群体预防艾滋病提供科学有效的建议
	31	健康四大基石	阐述高血压的防治方法和健康四大基石，提供科学有效的保健养生建议
	32	好性格成就健康人	阐述性格的概念、性格种类以及各种性格与健康的关系，普及性格对健康的重要性
	33	控制吸烟知识讲座	阐述吸烟成瘾相关知识、吸烟的危害、吸烟认识误区以及戒烟和劝阻吸烟技巧，为戒烟提供科学实用的建议
	34	食品安全与实验室检测	介绍食品安全涉及的几个方面及其危害和对应的实验室检测方法

年龄段	序号	课程名称	课程简介
老年人	1	高血压的预防与控制	从高血压的危害、危险因素、症状、正确测量方法、饮食原则、科学运动、控烟限酒和体重管理等方面全面认识高血压、面对高血压
	2	预防老年人跌倒知识科普	认识跌倒的基本概念，跌倒的特点、流行情况、危害及干预措施
	3	糖尿病知识点	介绍糖尿病的定义、诊断标准、症状、危险饮食、饮食原则、运动原则及糖尿病患者的自我管理手段
	4	骨质疏松仅仅因为缺钙吗	骨质疏松的定义、分类、发病机制、主要症状、治疗及预防等
	5	老年人群的疫苗接种推荐	介绍针对老年人群的疫苗接种种类，提供专业的接种建议
	6	健康新概念	对健康概念、四大基石、中国居民膳食指南八条建议以及帮助居民培养健康、科学文明的生活方式和行为等做系统的介绍和讲解
	7	健康一二一	介绍"日行一万步，吃动两平衡，健康一辈子"的观念，促使我们每个人从自己做起，放弃不良生活习惯，成为健康生活方式的实践者和受益者
	8	控制高血压、享受健康生活	介绍常见慢性病——高血压的概念和相关知识，以及高血压的危害、高血压的危险因素、高血压的预防和控制等相关知识
	9	了解与重视高血压	用通俗易懂的语言介绍什么是高血压、高血压危象、高血压分级、如何判断高血压的严重程度、高血压的并发症等常见知识
	10	认识骨质疏松症	骨质疏松并不遥远，介绍什么是骨质疏松，骨质疏松的常见症状，危险因素以及日常生活中如何预防
	11	围绝经期健康知识	介绍什么是围绝经期，围绝经期出现哪些变化，围绝经期的治疗，围绝经期的调理与预防；对围绝经期要面对的心理问题，围绝经期综合征等做详细讲解
	12	吃得健康十个"点"	介绍饮食健康的十个措施，从饮食角度预防疾病，守护健康
	13	高血压与饮食	从饮食角度介绍控制高血压的具体措施，提供科学实用的高血压饮食控制建议
	14	谈谈高血压的认识及治疗	阐述高血压的症状及危害、治疗及综合治疗原则，为高血压的防治提供有效措施
	15	预防老年人痴呆症	针对老年群体，详细阐述老年痴呆的概念、流行现状、常见原因、临床表现、治疗与预后，以及预防方法，为预防老年痴呆症提供科学有效的建议

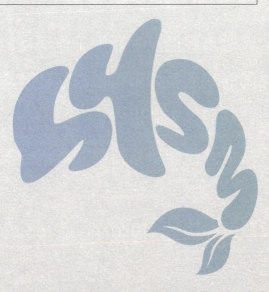

每个人是自己

共同成长

诚邀市民朋友为我馆工作建言献策,

同时欢迎友好单位参与活动共建,

让我们携手并进,

共促苏州健康科普馆的成长与发展。

联系邮箱:rs10suzhou@163.com

健康第一责任人

展望

建设一个以提升苏州市全民健康素养为核心，
旨在推动全民健康的大型综合性健康科普场馆；
致力于在全社会范围内弘扬科学健康精神，
广泛传播健康知识与技能，
积极普及健康生活方式。
引导广大群众积极践行健康生活方式，
做自己健康的第一责任人。